GUIDE MÉDICAL

DANS LES

MALADIES DE POITRINE

PAR

Le Docteur PORTE

DEUXIÈME ÉDITION

PARIS

CHEZ L'AUTEUR, 51, RUE DU CAIRE

PRIX : Cinquante Centimes.

GUIDE MÉDICAL

DANS LES

MALADIES DE POITRINE

Écrit pour les Malades

PAR

Le Docteur PORTE

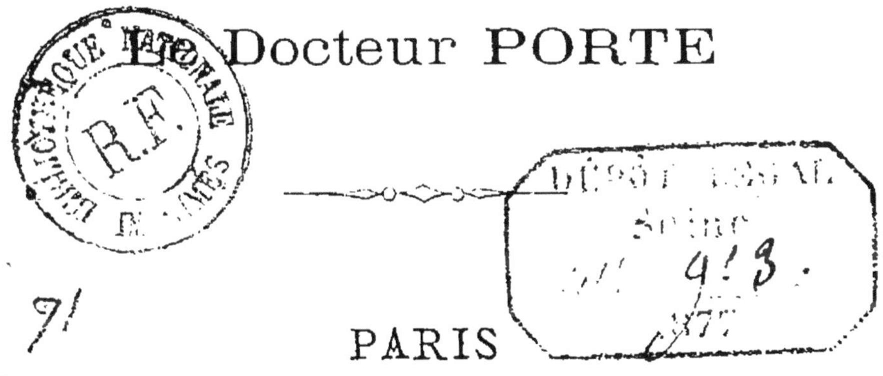

PARIS

51, RUE DU CAIRE, 51

Chez l'Auteur.

Le Docteur reçoit

*Tous les Jours, de midi à deux heures,
à son Cabinet, 51, rue et place du Caire.*

Consultations et Visites particulières
à d'autres heures, en écrivant à l'avance.

Le Mardi et le Jeudi, de 2 à 4 heures, le
Docteur donne des Consultations gratuites, à
son Dispensaire, *61, rue Montorgueil.*

CONSIDÉRATIONS GÉNÉRALES

De toutes les maladies qui affligent l'espèce humaine, ce sont certainement les maladies de poitrine qui sont les plus nombreuses et les plus graves. Si nous consultons en effet le bulletin de la mortalité, nous voyons que ces redoutables maladies font autant de victimes à elles seules que toutes les autres ensemble.

C'est à cette partie spéciale de la médecine que nous avons surtout consacré nos travaux. Nous venons donc résumer en quelques pages les préceptes basés sur l'expérience des maîtres qui ont écrit sur cette partie de l'art de guérir et en même temps réunir les observations que notre pratique spéciale nous a permis d'acquérir.

C'est surtout en médecine que l'étendue des sciences diverses dont elle se compose ne permet pas à un seul homme d'en étudier toutes les parties avec la même assiduité. Aussi, voit-on maintenant un grand nombre de médecins choisir de préférence une de ses branches, à laquelle ils consacrent toutes leurs études et tous leur travaux : ce sont les médecins spécialistes.

Élève de l'illustre professeur GRISOLLE, le plus célèbre de nos cliniciens modernes, ayant longtemps étudié les maladies de poitrine dans son service, ainsi que dans celui du professeur TROUSSEAU, je n'ai cessé depuis lors de consacrer à l'étude approfondie de ces maladies, tout mon temps et tous mes soins.

Dix années de pratique personnelle, m'ont donné la certitude que beaucoup de personnes laissent par leur néglience s'aggraver des maladies qui, prises au début, auraient facilement cédé à un traitement rationnel et efficace.

Cette négligence a sa cause dans l'extrême ignorance où sont la plupart des malades de la gravité de certains symptômes, et aussi dans le découragement de ceux qui ayant déjà employé sans succès divers moyens prescrits par des médecins, plus ou moins pourvus de connaissances spéciales, renoncent à l'espoir de guérir ou d'être soulagés et traînent une existence malheureuse, remplie d'inquiétudes et de souffrances.

Aussi, avons-nous pensé qu'il était du devoir du médecin de faire connaître aux ignorants et aux imprudents, les signes rationnels, les premières manifestations et les conséquences désastreuses de ces terribles maladies.

Nous allons donc résumer aussi clairement et aussi brièvement que possible, les principaux symptômes, les causes et le traitement de chacune des maladies si nombreuses et si graves qui atteignent les organes de la respiration. Mais nous croyons utile de consacrer d'abord quelques pages à la description de ces organes ainsi qu'à celle de leurs fonctions.

MALADIES DE POITRINE

PREMIÈRE PARTIE

Anatomie de l'Appareil respiratoire de l'Homme.

L'appareil respiratoire se compose chez l'homme d'un organe essentiel à la respiration : c'est le *Poumon*, destiné à revivifier le sang, et d'un conduit qui porte l'air dans l'intérieur du poumon et qui comprend le *larynx* et la *trachée*.

Du Larynx.

Le larynx est l'organe de la voix, situé à la partie antérieure du cou, il se trouve presque immédiatement sous la peau. En arrière, il est séparé de la colonne vertébrale par le pharynx. Le larynx est très-mobile, il est plus volumineux chez l'homme que chez la femme, et l'on donne vulgairement le nom de Pomme d'Adam à la saillie qu'il forme sous la peau au devant du cou. Il est constitué par une charpente cartilagineuse dont les diverses pièces sont réunies par des ligaments.

A l'intérieur du larynx se trouve un espace triangulaire appelé glotte. Cet espace est limité de chaque côté par un repli de la muqueuse appelé cordes vocales qui, par leurs vibrations, sont les principaux organes de la voix.

La glotte est très-étroite, son diamètre transversale n'est que de 8 millimètres chez l'homme et 6 millimètres chez la femme. Cette étroitesse de la glotte explique combien il faut peu de choses pour la boucher et amener des accès de suffocation.

A l'orifice supérieur du larynx, lequel communique avec le pharynx ou arrière-gorge, on trouve un cartilage appelé épiglotte qui s'abaisse pendant que l'on mange pour empêcher les aliments ou les boissons de pénétrer dans le larynx.

L'orifice inférieur du larynx est circulaire et se continue avec la trachée.

De la Trachée et des Bronches.

La trachée est un canal presque cylindrique qui s'étend du larynx aux bronches. A son entrée dans la poitrine, elle se bifurque pour former deux branches qui ont la même structure qu'elle et qui sont la bronche droite et la bronche gauche.

Les deux bronches arrivées à la racine du poumon se divisent elles-mêmes : la gauche en deux et la droite en trois branches. Puis, chacune de ces divisions se subdivise à son tour et ainsi de suite jusqu'à ce que les dernières ramifications bronchiques aillent se perdre dans les lobules pulmonaires.

Des Poumons.

Les poumons sont les organes essentiels de la respiration, ils sont au nombre de deux, situés dans la poitrine, à droite et à gauche ; de là leur nom de poumon droit et de poumon gauche.

Ils sont appliqués par leur face externe contre la face interne des côtes dont ils sont séparés par la plèvre.

Entre les deux poumons est le cœur en

arrière duquel se trouvent la veine pulmonaire et l'artère pulmonaire. Les bronches se trouvent entre ces deux vaisseaux.

Le poumon gauche est divisé en deux lobes et le poumon droit en trois. Le lobe inférieur est toujours le plus volumineux.

Le volume des poumons est plus grand chez les individus robustes, il diminue considérablement par l'effet de la compression, causée par une tumeur ou par un liquide quelconque, épanché dans la plèvre.

Sa couleur varie suivant l'âge, blanc rosé, après la naissance, il devient grisâtre chez l'adulte et se couvre chez le vieillard de lignes et de points noirâtres.

Chaque poumon comprend un certain nombre de lobules séparées par un tissu cellulaire très-délié et très-lâche. Ces lobules sont complétement indépendants et chacun d'eux représente comme un petit poumon en miniature.

De la Plèvre.

La plèvre est une sorte de sac qui entoure les poumons et les sépare des parois de la poitrine. Elle est composée de deux feuillets,

l'un qui tapisse la paroie intérieure de la
poitrine et l'autre qui est appliqué sur le
poumon lui-même. Ces deux feuillets glis-
sent l'un sur l'autre par leur surface interne
qui est libre et lisse. C'est entre eux que
s'épanchent les liquides qui, dans la pleurésie, par exemple, refoulent et compriment
le poumon.

FONCTIONS

DE

L'APPAREIL RESPIRATOIRE

Phénomènes de la respiration.

La respiration a pour but la transformation du sang veineux ou sang noir en sang atériel ou sang rouge. Cette transformation s'accomplit au moyen de l'oxygène de l'air atmosphérique. A cet effet, l'air introduit dans le poumon, entre en contact immédiat avec le sang veineux, lui communique une partie de lui-même, lui enlève quelques principes, entre autres l'acide carbonique et le rend ainsi apte à nourrir et à revivifier les organes.

La respiration est une des fonctions dont la suspension amène le plus rapidement la mort.

L'acte régulier de la respiration ne peut

s'accomplir qu'à la condition que l'air contenu dans le poumon et altéré par son contact avec le sang, soit souvent renouvelé. Aussi, l'air est-il tour à tour attiré dans la poitrine et repoussé au dehors; ces mouvements d'entrée et de sortie de l'air sont déterminés par une série d'actes que l'on désigne sous le nom d'inspiration et d'expiration. C'est par une inspiration, qu'immédiatement après la naissance, la respiration s'établit chez l'enfant nouveau-né. Au contraire, au moment de la mort, le dernier mouvement respiratoire est une expiration. L'ensemble des deux mouvements s'appelle une respiration. Un homme bien portant en fait en moyenne 18 par minute.

L'inspiration est le premier acte des phénomènes respiratoires, et il a pour résultat: l'entrée de l'air dans le poumon, déterminée par l'agrandissement de la poitrine. Cet agrandissement de la poitrine ne se fait pas de la même façon chez l'homme que chez la femme. Chez l'homme, il s'opère surtout au moyen du diaphragme et chez la femme, au moyen des côtes supérieures. En conséquence, la poitrine, chez le premier, se dilate surtout par en bas et chez la seconde, par en haut; on peut donc dire que la respiration est ventrale chez l'homme et pectorale chez la femme. Cette différence, tient à ce que pendant la grossesse, le diaphragme de la femme s'abaisse difficilement, puisqu'il est repoussé par la matrice distandue par le produit de la conception et que par conséquent, la respiration deviendrait difficile et pénible.

L'expiration qui succède à l'inspiration est moins laborieuse, elle est surtout déterminée par le retour au repos des muscles qui ont amené l'inspiration et par l'élasticité des poumons.

Bruits respiratoires.

Lorsqu'on applique l'oreille sur la poitrine d'un homme sain, on entend un léger bruit qui correspond à l'entrée de l'air dans le poumon. Un second bruit plus faible que le premier correspond à la sortie de l'air. On a donné à ce double bruit le nom de murmure respiratoire.

Dans les diverses maladies du poumon, dont nous nous occuperons bientôt, ce bruit normal subit diverses modifications, touchant sa durée, sa force, son timbre, etc.

Il peut aussi être masqué ou accompagné par d'autres bruits que l'on désigne communément sous le nom de rales ou de souffles.

La dilatation ou le resserrement des canaux par lesquels circule l'air, l'état de la muqueuse bronchique, celui de la substance pulmonaire, l'état de plénitude ou de vacuité des bronches, la nature des liquides qu'elles contiennent, etc., etc. : toutes ces conditions entraînent dans l'intensité, la durée, le siége et le timbre des bruits respiratoires, des modifications nombreuses dont la connaissance est précieuse pour le medecin. L'ensemble de ces notions forme aujourd'hui sous le nom d'*auscultation* l'un des moyens les plus propres à arriver rapidement à la connaissance de chacune des maladies de poitrine.

Action de la respiration sur le sang.

Nous avons déjà dit que la respiration a pour résultat de changer le sang veineux ou sang noir qui est saturé d'acide carbonique en sang artériel ou sang rouge saturé d'oxygène, et qui est seul propre aux phéno-

mènes de la vie. On peut donc dire; qu'envisagés dans leur caractère le plus essentiel,
les phénomènes de la respiration consistent
dans un véritable échange de gaz. L'oxygène
de l'air entre dans le sang, tandis que l'acide
carbonique qui s'y trouvait en dissolution
en sort au travers des membranes.

Dès que pour une cause quelconque, la
respiration s'arrête ou se ralentit, cet
échange ne peut plus avoir lieu; et il survient immédiatement des symptômes d'asphyxie.

Aussi, la respiration se fait-elle incessamment, sans que nous en ayons conscience et
même pendant notre sommeil, et la sensation
de ce besoin continuel de respirer a son point
de départ, non dans le poumon lui même,
mais bien dans le centre nerveux.

DEUXIÈME PARTIE

MALADIES

DE

L'APPAREIL RESPIRATOIRE

Nous allons décrire successivement les maladies des diverses parties de l'appareil respiratoire dont nous venons de faire la description sommaire.

Notre intention n'est pas de faire ici un traité complet de toutes ces maladies. Nous nous contenterons d'esquisser à grands traits les plus communes et surtout les plus graves. Nous suivrons dans leur description la même marche que dans la première partie de notre étude, nous nous occuperons donc successivement des maladies du larynx, des bronches, du poumon et de la plèvre.

MALADIES DU LARYNX

Du Croup.

Le croup ou laryngite pseudo-membraneuse est une maladie spéciale à l'enfance. Il est primitif ou consécutif à une autre maladie, telle que la fièvre typhoïde, la fluxion de poitrine, la scarlatine, etc.

Le croup est caractérisé par la présence dans les voies aériennes, de fausses membranes ou de couennes que l'on appelle aussi plus vulgairement des peaux. Ces fausses membranes se présentent sous la forme d'une couche d'un blanc jaunâtre, ou encore de petites plaques de différentes grandeurs, occupant différents points du larynx ou de la trachée. Elles envahissent les grosses bronches dans le tiers des cas à peu près, et ce n'est que très-rarement, qu'on les observe dans les petites. Enfin, elles envahissent souvent le pharynx.

Symptômes du Croup.

1º La *toux* est tantôt rauque, éclatante, tantôt basse et comme étouffée. Cette toux est suivie d'une inspiration sifflante ou ronflante ;

2º Les modifications de la *voix* accompagnent celles de la toux ; dans l'origine elle est simplement enrouée, mais elle prend bientôt un timbre rauque tout particulier, auquel ne tarde pas à succéder une aphonie (perte de la voix) complète. On dirait alors que l'enfant souffle ses paroles.

3º Le crachement des fausses membranes ou peaux, constitue un des signes les plus importants, mais il n'a guère lieu que chez le tiers des malades et il est difficile de les distinguer des autres crachats muqueux ou glaireux. Lorsque ce crachement existe, ce n'est qu'à une période avancée de la maladie, et les fausses membranes rendues, sont tantôt aplaties, tantôt sous la forme de tubes. Leur expulsion est généralement suivie d'un soulagement notable.

4º Le symptôme le plus remarquable est certainement la gêne de la respiration et l'aspect général du malade. La gêne de la respiration se montre par accès ou d'une manière continue, mais il y a toujours, à des intervalles irréguliers, des accès de suffocation effrayants, durant lesquels le malade est en proie à une angoisse et une anxiété inexprimables. Au moment où l'accès se produit, l'enfant se met brusquement sur son séant, sa figure se gonfle et devient violacée, les extrémités se refroidissent, le pouls se ralentit et l'asphyxie est imminente.

Quand le croup est consécutif à d'autres maladies, la voix n'est pas altérée ou bien elle est simplement nasonnée et embarrassée, rarement elle est éteinte. Il n'y a pas de crachement de fausses membranes. Enfin, les accès de suffocation sont extrêmement rares.

Le croup a une marche très-rapide, il survient surtout de deux à sept ans et atteint un peu plus souvent les garçons que les filles. Les causes principales sont : d'abord, la contagion, et de plus, le tempérament lymphatique, les tubercules, les mauvaises conditions hygiéniques, l'humidité, le manque d'air et l'entassement.

Traitement du Croup.

Il présente deux indications capitales :
1° Détruire les fausses membranes ;
2° Empêcher leur reproduction..

On détruit les fausses membranes au moyen des vomitifs répétés et des cautérisations locales faites avec le nitrate d'argent liquide, l'acide chlorydrique, le tannin et l'alun. On emploie aussi dans ce but le calomel administré en potion.

Si on parvient à obtenir ce premier résultat, on empêche la production des fausses membranes au moyen des toniques et des fortifiants de toutes sortes, tels que le quinquina, le vin, l'alcool, le fer, le café, etc. et une nourriture très-fortifiante. Enfin, si la maladie, résistant à tous les moyens mis en usage pour la combattre, on voit le malade menacé de périr par la sufffocation, on a une dernière ressource dans l'opération de la tracheotomie. Malheureusement, cette opération étant difficile, dangereuse et effrayante pour les parents, ceux-ci ne s'y résignent qu'à la dernière extrémité, ce qui explique le peu de succès qu'elle compte.

DU FAUX CROUP

OU LARYNGITE STRIDULEUSE

Cette affection est caractérisé par des accès de suffocation souvent formidables, survenant sans symptômes graves précurseurs, au milieu de la santé la plus parfaite.

Symptômes du faux croup.

Quelquefois, la maladie débute brusquement ; d'autrefois, il y a quelques légers symptômes précurseurs, tels que : un peu d'accablement et de fièvre avec un léger rhume de cerveau ; puis, au bout de peu de jours, il survient presque toujours pendant la nuit, un accès de suffocation. L'enfant, car cette affection est spéciale à l'enfance, est pris tout-à-coup d'une angoisse et d'une oppression extrême ; il se met brusquement sur son séant ou même à genoux, sa face est rouge, violacée, livide, ses yeux humides, son regard anxieux.

L'inspiration est sifflante et sonore, la toux rauque, éclatante, aboyante pour ainsi dire.

Après une durée qui peut varier de quelques minutes à une heure, l'accès cesse et l'enfant se rendort. Quelquefois il n'y a qu'un accès, mais le plus souvent il y en a plusieurs qui surviennent la même nuit ou les suivantes. Dans les intervalles, la santé de l'enfant est bonne, la guérison a lieu en général rapidement; cependant, dans quelques cas rares, les accès devenant plus fréquents et augmentant d'intensité, finissent par causer la mort.

On distinguera facilement cette maladie du croup par le début brusque des accès; leur intervalle qui présente un calme parfait, l'absence complète de fausses membranes dans les crachats et les vomissements, enfin la toux retentissante et jamais étouffée. Cette maladie qui affecte de préférence les garçons, peut régner épidémiquement; elle est presque toujours causée par les saisons froides, l'impression du froid et de l'humidité, ainsi que par l'étroitesse du larynx.

Traitement du faux croup.

Dès que l'accès se déclare, il faudra employer les révulsifs sur la peau, tels que les sinapismes ou mieux l'application sur le devant du cou d'une grosse éponge imbibée d'eau très-chaude. En même temps, on aura recours aux vomitifs et aux anti-spasmodiques, tels que l'asafœtida à la dose de 2 grammes en lavement et l'éther en potion.

Enfin, dans certains cas, des grands bains prolongés pourront être utiles.

MALADIES DES BRONCHES

DE LA BRONCHITE AIGUE

La bronchite aigue ou inflammation des bronches, est caractérisée par la rougeur de la muqueuse des bronches, qui contiennent une quantité variable de mucus blanc, visqueux, quelquefois opaque et purulent.

Symptômes de la Bronchite aigüe.

Dans sa forme la plus bénigne, la bronchite ne produit qu'une toux un peu forte, avec quelques crachats muqueux.

Quand elle est plus grave, elle est souvent précédée de malaises, perte d'appétit, mal de tête, puis il survient dans la poitrine, un sentiment de gêne et de pesanteur ou même de douleur, augmentant par la toux.

La *toux* a lieu par quintes, surtout le soir et pendant la nuit. D'abord, sèche et rauque, elle est bientôt suivie de crachats blancs, renfermant parfois de petits filets de sang. Ces quintes de toux s'accompagnent de suffocations de douleurs à l'estomac et même de vomissements.

A l'*auscultation*, on constate la présence de râles sifflants et ronflants. De plus, le bruit respiratoire est affaibli ou nul.

La bronchite se termine presque toujours par la guérison, quelquefois elle passe à l'état chronique.

Enfin, si l'inflammation gagne les petites bronches, la bronchite devient capillaire. On voit alors l'oppression augmenter d'une façon progressive, la fièvre est intense, la toux fréquente et sèche ou suivie de crachats blancs et visqueux.

On entend à l'auscultation un mélange de râles secs et humides, avec absence du murmure respiratoire normal.

Les malades dont la gêne pour respirer augmente à chaque instant, sont toujours assis, la sortie des crachats est de plus en plus pénible, la figure devient violette et livide, ainsi que les extrémités. Celles-ci se refroidissent, le pouls s'affaiblit et la mort arrive le plus souvent au milieu des symptômes de l'asphyxie. Dans d'autres cas les symptômes graves diminuent, la respiration devient plus facile et la guérison arrive. Mais la convalescence est toujours longue et pénible.

Les causes sont presque toujours l'impression du froid ou de l'humidité. Quelques maladies, comme la rougeole et la fièvre typhoïde, lui donnent aussi fréquemment naissance.

Traitement de la Bronchite aigüe.

Quand la bronchite est simple, on donnera des boissons chaudes et pectorales et de l'opium à petites doses. Si elle est intense, on prendra un vomitif, quelquefois même on aura recours aux ventouses sur la poitrine, ainsi qu'aux vésicatoires volants et aux emplâtres de toutes sortes. On donnera aussi avec avantage des potions au kermes ou à l'antimoine diaphorétique.

Enfin, si la bronchite devient capillaire, on répétera les vomitifs, et on insistera sur les larges vésicatoires volants et les ventouses scrarifiées; à l'intérieur, on administrera de préférence, la teinture d'aconit, l'oxymel scillitique et les toniques de toutes sortes.

BRONCHITE CHRONIQUE

ou Catarrhe pulmonaire.

Symptômes. — La bronchite chronique est caractérisée par une gêne habituelle de la respiration.

La toux, plus ou moins fréquente, a lieu souvent par quintes. Les crachats sont épais, jaunes ou grisâtres, D'autres fois, ils sont formés d'un liquide filant, semblable à du blanc d'œuf. La quantité de ces crachats varie beaucoup, mais elle est généralement considérable. On entend à l'auscultation les mêmes râles que dans la bronchite aigüe, mais plus humides.

Sa durée est longue, souvent de plusieurs mois ; elle se termine ordinairement par la guérison.

Elle affecte de préférence les vieillards et les constitutions molles et lymphatiques.

Traitement. — Il comprend les révulsifs de toutes sortes, tels qu'emplâtres et vésicatoires, teinture d'iode, etc. ; les substances amères et aromatiques en tisane (lierre terrestre et polygala), les eaux minérales

sulfureuses en boisson et les bains sulfureux naturels ou artificiels,

On emploie aussi les fumigations de goudron et d'iode. Enfin, on recommandera une
bonne hygiène et le séjour dans un climat
plus doux.

De la Grippe.

La grippe qui règne souvent épidémiquement, débute par du malaise, des douleurs
contusives dans les membres et la poitrine.
Le nez est enchifrené, les yeux rouges et
larmoyants; enfin, il y a un léger mal de
gorge. La toux assez fréquente et quinteuse,
est d'abord sèche et bientôt suivie de l'expulsion de crachats muqueux assez abondants. Il existe aussi de l'oppression et une
grande prostration des forces qui n'est pas
en rapport avec les autres phénomènes.

Sa marche est rapide et sa terminaison
toujours favorable. Enfin, c'est une maladie
essentiellement épidémique.

Traitement. — On prescrira le repos. la
diète et les boissons douces. Un purgatif s'il
y a embarras intestinal et de petites doses
d'opium contre les phénomènes douloureux.

MALADIES

DES

POUMONS ET DE LA PLÈVRE

———

Ces maladies sont fort nombreuses, mais pour ne pas sortir du cadre restreint que nous nous sommes imposé, nous ne nous occuperons que des trois principales, qui sont : la pneumonie ou fluxion de poitrine, la phtisie pulmonaire et la pleurésie.

Ces trois maladies dominent en effet toutes les autres maladies des organes respiratoires, et la seconde, c'est-à-dire la phthisie, l'emporte tellement en importance sur toutes les autres, qu'on la désigne aussi sous le nom de maladie de poitrine ; de là le nom de poitrinaires donné à ceux qui en sont atteints. C'est de toutes les maladies de notre climat, celle qui fait les plus nombreuses victimes.

DE LA PNEUMONIE

ou

FLUXION DE POITRINE

Symptômes de la Pneumonie.

La pneumonie débute presque toujours par un frisson violent, une douleur vive dans un des côtés de la poitrine, de la toux et de l'oppression ; la douleur de côté, vive et poignante, siége en général, dans le voisinage du sein. La toux amène l'expulsion de crachats visqueux, transparents et offrant une coloration jaune, rougeâtre, ou mieux, couleur de rouille. Le plus souvent, ils se montrent dans les deux premiers jours de la maladie, ils sont moins abondants chez les vieillards.

On constate à la percussion une diminution de la sonorité et de l'élasticité du poumon vers le point malade, excepté lorsque l'inflammation occupe un des points du centre du poumon.

A l'auscultation, affaiblissement du murmure respiratoire, puis râles secs et crépitants, s'entendant pendant l'inspiration.

Au *deuxième degré* de la maladie, le tissu du poumon est devenu dur et imperméable, alors le râle crépitant est remplacé par du souffle. Dès le début de la maladie, la fièvre est forte. Le pouls fort et vibrant atteint jusqu'à 120 pulsations à la minute.

La marche de la pneumonie est en général croissante, souvent même elle envahit le poumon du côté opposé.

Dans le plus grand nombre des cas, la guérison arrive après le deuxième degré de la maladie. Dans le cas contraire, la suppuration envahit les parties enflammées du poumon, qui prend une couleur gris jaunâtre. On voit alors tous les symptômes généraux s'aggraver, la face est altérée, la langue sèche.

On entend à l'auscultation, de gros craquements humides, et les crachats qui sont plus rares, deviennent sales, opaques et couleur jus de pruneaux ; enfin, la mort arrive presque constamment.

La convalescence de cette maladie est franche et rapide, les rechutes sont rares et sa durée, généralement assez courte, varie de 10 à 15 jours.

Elle est presque toujours causée par l'impression du froid ou bien elle survient dans le cours d'une autre maladie, telle que la rougeole, la variole, la fièvre typhoïde.

Traitement de la Pneumonie.

Si le malade est fort et le point de côté violent, une application de sangsues ou de vantouses scarifiées sur le point douloureux sera avantageuse au début. On donnera ensuite l'émétique ou le kermes; le premier, à la dose de $0^{gr}30$ c. et le second, à celle de $0^{gr}50$ c. par jour, chez l'adulte. A une époque plus avancée, les larges vésicatoires volants, constituent un moyen efficace. Contre le délire on donnera le musc à la dose de 2 à 3 grammes, l'opium à celle de 5 à 10 centigrammes, et les bains tièdes. Si il y a état bilieux, vomitif et purgatif. Enfin, sulfate de quinine contre la forme intermitente.

Si la maladie passe au troisième degré, on emploiera les toniques de toutes sortes, quinquina, café, vin, cognac, etc.

Il me reste à dire quelques mots d'un traitement qu'on a beaucoup employé dans ces derniers temps, c'est le traitement par l'alcool. On a donné aux malades atteints de pneumonie, jusqu'à un quart de litre de cognac par jour, en y ajoutant du Champagne, du café, etc., on couvrait en même temps la poitrine de compresse d'alcool. Ce traitement a donné certainement des succès, mais après l'avoir étudié consciencieusement pendant plus d'une année, j'ai fini par l'abandonner, trouvant que les résultats étaient moins favorables que ceux obtenus par les moyens que j'ai énumérés plus haut.

DE LA PHTHISIE PULMONAIRE.

La phthisie pulmonaire est une maladie dans laquelle le dépérissement est causé par la présence de tubercules dans le tissu du poumon.

La matière tuberculeuse se présente dans le poumon sous différents aspects. Dans le principe, ce sont des corps d'un blanc jaunâtre ou grisâtre, de forme ronde et d'un volume variable; ils sont dûrs à leur origine, mais bientôt ils se ramolissent et se vident à l'extérieur à la manière des abcès, laissant à leur place une excavation plus ou moins vaste. Ces excavations que l'on appelle aussi des cavernes, siégent de préférence sur le bord postérieur de la partie supérieure des poumons; elles communiquent directement avec un ou plusieurs canaux bronchiques.

Quelquefois les tubercules ne se ramolissent pas, ils subissent alors la transformation calcaire ou crétacée. On voit aussi les cavernes se cicatriser, c'est ce que l'on constate seuvent en faisant l'autopsie d'individus morts de toute autre maladie que de la phthisie. Cela nous montre donc que la phthisie est parfaitement guérissable, puisque la guérison arrive souvent par les seules forces de la nature.

Symptômes
de la Phthisie pulmonaire.

La phthisie revêt quelquefois une marche rapide (phthisie aiguë ou galopante); mais le plus souvent elle dure plusieurs années.

Cette phthisie à marche lente, de beaucoup la plus commune, débute par de la maigreur, de la paleur et la perte de l'appétit.

Bientôt survient une petite *toux sèche* avec expulsion de crachats clairs, l'amaigrissement continue, il y a des sueurs nocturnes, spécialement à la poitrine et à la paume des mains, de la douleur dans le dos, entre les deux épaules; enfin un ou plusieurs *crachements de sang*.

Pendant cette période qui varie de quelques semaines à plusieurs mois, le médecin ne constate ordinairement qu'un peu d'obscurité du son sous la clavicule du côté malade. Il y a vers le même point, de l'expiration prolongée, qui devient peu à peu plus bruyante et plus rude.

En même temps, l'amaigrissement augmente chaque jour et il peut survenir de la diarrhée.

Bientôt, la toux devient plus fréquente, les crachats sont verdâtres et opaques, striés de lignes jaunes, plus tard ils sont arrondis et flottants, dans un liquide clair et aqueux; enfin, ils prennent une teinte grisâtre et un aspect sale, analogue à celui de la matière contenue dans les cavernes.

La maladie est alors arrivée à son *deuxième degré* et l'on constate à l'auscultation, des craquements humides de plus en plus nombreux, puis un râle sous-crépitant avec résonnance de la voix.

Au *troisième degré* de la maladie, c'est-à-dire quand il y a des cavernes dans le poumon, on entend un gros râle humide ou caverneux et du gargouillement qu'on peut parfois entendre à distance. Mais ces phénomènes peuvent varier d'intensité, suivant que la caverne est vide ou pleine de liquide, petite ou grande, profonde ou superficielle.

A cette dernière période, les régions claviculaires sont déprimées, et le diamètre transversale de la poitrine diminué. En même temps, la fièvre redouble, surtout pendant la nuit; la diarrhée devient presque permanente, la voix s'altère, quelquefois même s'éteint complétement, l'amaigrissement augmente encore et le malade succombe lentement.

Un phénomène constant dans l'affection qui nous occupe, c'est que jusquà la fin, le malade conserve l'espoir de guérir, et jusqu'au jour de sa mort, on lui voit former des projets et des rêves d'avenir.

Dans la forme aigue, tous les symptômes que nous venons de décrire, se succèdent avec une rapidité beaucoup plus grande, de sorte qu'au lieu de durer deux ou trois ans, la maladie se termine en un ou deux mois.

Dans la forme galoppante, il y a dès le début, une fièvre intense et une oppression extrême et les malades succombent avec une grande rapidité, dans une sorte d'état d'asphyxie.

Les *causes* de la phthisie sont en première ligne, l'hérédité, puis l'âge (de 4 à 5 ans et de 15 à 25 ans). Le sexe féminin, l'habitation des villes, les mauvaises conditions hygiéniques, la mauvaise nourriture, les chagrins profonds. Enfin, elle succède souvent à la bronchite, à la pleurésie et à la pneumonie.

Traitement
de la Phthisie pulmonaire.

Plus la maladie est avancée et plus les chances de guérison diminuent. Ainsi, on voit souvent les phthisiques guérir au premier degré de la maladie; cette guérison est beaucoup plus rare au deuxième degré et il arrive presque jamais au troisième.

Nous ne voulons ni ne pouvons passer ici en revue tout ce qui a été préconisé contre cette maladie, il nous faudrait pour cela des volumes et le lecteur comprendra facilement que dans une affection aussi longue et aussi complexe, le traitement doit varier suivant le degré de la maladie, l'âge et le tempérament des malades.

En thèse générale, nous dirons que les principaux moyens employés, sont : l'huile de foie de morue, le fer et le quinquina, les amères, les eaux sulfureuses, l'hydrothérapie, etc. Mais on peut dire qu'aucun des moyens recommandés contre la phthisie n'est souverain, les médicaments n'ont ici qu'un role secondaire, et c'est particulièrement à l'hygiène qu'il faut demander les moyens de suspendre la marche de cette terrible affection.

Pour cela, les malades seront placés à la campagne plutôt que dans une ville, ils auront une alimentation substantielle et variée, ils mèneront une vie active, mais sans fatigue; ils éviteront toutes les causes de refroidissement, seront vêtus de flanelle et favoriseront les fonctions de la peau, par des frictions, le massage et les bains sulfureux.

Enfin, si la position du malade le permet, on ordonnera le changement de climat et l'habitation des pays chauds, tels que : Alger, Madère Nice ou Pau.

Un des symptômes de la phthisie qui demande, par sa gravité un traitement spécial, est l'*hémoptysie* ou crachement de sang. Il faut commencer par faire asseoir le malade, le débarrasser de ses vêtements et exiger le repos et le silence le plus absolu.

Puis, on prescrira des boissons froides ou glacées, le ratanhia ou le perchlorure de fer à la dose de 20 à 40 gouttes. On pourra aussi employer l'ergotine à la dose de 2 grammes dans une potion gommeuse.

Terminons par quelques mots sur le Koumys, dont on s'occupe beaucoup maintenant et qui a acquis une place prédominante dans le traitement des maladies de consomption, surtout de la phthisie pulmonaire.

Le **Koumys Edwards** (celui dont on se sert en France) est, comme le Koumys des Kirghizes, le résultat de la fermentation lacto-alcoolique du lait. Il est par ses principes constitutifs le reconstituant le plus puissant et le plus rapide.

Nos éminents praticiens l'emploient avec succès dans les anciennes bronchites chroniques, et surtout dans la phthisie.

Dans cette maladie, le Koumys est un agent précieux qui stimule l'organisme, le rend moins apte à être envahi par la maladie et lui donne le temps de se reconstituer.

DE LA PLEURÉSIE AIGUE
et chronique.

La pleurésie est caractérisée par un épanchement de liquide dans la cavité de la plèvre. Cet épanchement varie de quelques grammes à plusieurs litres, il amène le plus ordinairement à sa suite une dilatation du coté malade, tandis qu'en même temps, le cœur est dévié et le poumon refoulé en arrière et en haut se trouve aplati dans la gouttière vertébrale. Dans la forme aigüe, le liquide épanché est tantôt de couleur ambrée, tantôt rougeâtre ou jaunâtre. Dans la forme chronique, il devient opaque et même tout-à-fait purulent, c'est dans cette forme qu'il existe en quantité considérable, s'élevant parfois jusqu'à 8 et 10 litres.

Symptomes de la Pleurésie.

Le début de la pleurésie aigüe est généralement marqué par un frisson général et surtout par une douleur de côté constante. Cette douleur siége presque toujours au-dessous et en dehors du sein, elle est vive et déchirante, s'augmentant par les mouvements, la toux et la respiration. La toux est sèche, pénible. Dès que l'épanchement est formé, on constate une matité plus ou moins étendue, variant suivant la quantité de liquide épanché.

A l'auscultation, on cesse d'entendre le murmure vésiculaire, et si l'on fait parler le malade, on entend un son tremblottant et saccadé ou un bruit que l'on a comparé à la voix de polichinelle.

Beaucoup de ces signes, la matité surtout, varient suivant la position que l'on fait prendre au malade, le liquide tendant toujours à gagner les parties les plus basses.

En même temps il y a de la fièvre et une oppression plus ou moins considérable. Si l'épanchement augmente beaucoup, tous les signes précédents augmentent aussi d'intensité, on peut alors constater, au moyen d'un mètre, que la demi-circonférence du côté malade a augmenté.

La durée de la pleurésie varie de quelques jours à un mois et même plus, elle se termine le plus souvent par la guérison, quelquefois par la mort ou par le passage du liquide à l'état purulent; cette dernière terminaison est toujours grave. Chez les gens débilités, elle passe souvent à l'état chronique et alors sa durée est toujours fort longue.

Les causes les plus connues de la pleurésie, sont le froid et quelques maladies telles que : la pneumonie, la péritonite et les rhumatismes.

Traitement de la Pleurésie.

Si la douleur de coté est vive, on débutera par appliquer sur le siége de la douleur, des sangsues ou des ventouses scarifiées. Puis on emploiera les purgatifs, les diurétiques, les sudorifiques et les révulsifs sur la peau. Ainsi, on emploiera avec succès, de grands vésicatoires volants, souvent renouvelés.

Mais si malgré tout, le liquide épanché ne diminue pas et si l'on voit le malade sur le point de succomber, il ne faut pas hésiter à pratiquer la *ponction de la poitrine* et à donner ainsi aux liquides une issue artificielle.

EAU DE LA BOURBOULE

GRANDE

SOURCE CHOUSSY

Eau minérale chaude (56 degrés)

saline mixte

ET LA PLUS ARSENICALE CONNUE

————— ·¦○¦·· ·· —————

COMPOSITION

Cette Eau est la plus arsenicale de toutes les eaux minérales connues.

Un tiers de litre d'eau, de la **Grande Source Choussy,** contient 4 milligrammes d'acide arsenieux, dose moyenne à laquelle on donne ce médicament.

En dehors de l'arsenic, l'*Eau de la Grande Source Choussy* a la même minéralisation que le sang. C'est donc l'eau la mieux faite pour réparer les pertes de sang.

C'est l'eau minérale la plus fortifiante et la plus reconstituante.

APPLICATIONS

Toutes les *Anémies* : Enfants délicats, adolescents débiles, convalescents.

Lymphatisme et *Scrofules* : Gourmes, glandes engorgées, fistules, caries, pertes blanches et toutes les maladies de matrice.

Affections de la Peau : Dartres sèches et humides.

Maladies de Poitrine : Angines, laryngites, bronchites chroniques, asthme, phthisie.

Rhumatismes : Paralysies, névralgies, sciatique, goutte, diabète.

EMPLOI

L'Eau de la Bourboule Choussy doit se prendre aux repas, à la dose de 2 à 3 verres par jour, pure ou mêlée avec le vin. Chez les estomacs affaiblis on la coupera avec du lait ou une infusion de tilleul.

DANS TOUS LES DÉPOTS D'EAUX MINÉRALES
ET CHEZ TOUS LES PHARMACIENS

Exiger sur l'Étiquette la Mention : SOURCE CHOUSSY

Pour la recevoir directement, s'adresser au Régisseur de **M. CHOUSSY, à la Bourboule** (Puy-de-Dôme).

PHARMACIE

DEHARAMBURE

324, rue Saint-Martin, Paris

Le **SIROP PECTORAL - INCISIF DEHARAMBURE** reconnu bon et salutaire par le Collége de Pharmacie en 1802, par la Société de Médecine en 1805, a été approuvé, le 15 mars 1811, *par une* COMMISSION *nommée par le* GOUVERNEMENT, qui a dit, à la louange de l'inventeur, que *l'association des substances, ainsi que le mode de préparation, sont bien entendus et annoncent un pharmacien intelligent.*

Ces flatteuses approbations et 120 ans de succès toujours grandissants, le proclament le meilleur remède contre les *Grippes, Rhumes, Bronchites, Catarrhes, Asthmes, Toux,* COQUELUCHES.

Prix au public : **1 fr. 60** le Flacon.

La **PATE PECTORALE DEHARAMBURE**, joint aux propriétés du Sirop celle de remplacer avantageusement toute espèce de tisane ; très-efficace et très-agréable au goût, elle est le meilleur et le plus exquis des pectoraux.

Prix : 1 fr. 50

PILULES
ANTI-CATARRHALES
De LARDET

Ces Pilules, à la fois stimulantes et toniques, sont recommandées dans toutes les affections chroniques de la poitrine, surtout celles qui s'accompagnent de faiblesse et relâchement des tissus.

On les emploie avec un succès constant dans la Bronchite chronique, le Catarrhe, l'Asthme, l'Emphysême et la Phthisie à marche lente.

Dose : 4 à 6 par jour entre les repas.

Pharmacie CHRISTEN, LARDET, Succr

51, Rue du Caire, Paris

ET DANS TOUTES LES PHARMACIES

PRIX DE LA BOITE : **2** FRANCS.

Capsules du Dr CLAUDE

AU GOUDRON DE NORWÈGE

Ces Capsules, remplacent avec avantage l'Eau de
Goudron. Elles n'ont ni odeur ni saveur. Prises à la
dose de 4 à 5 par jour au moment du repas, elles sont
souveraines dans toutes les Maladies de Poitrine,
surtout la Bronchite et la Phthisie pulmonaire.

PHARMACIE COUREN, 38, *rue Notre-Dame-de-Nazareth*

PRIX DU FLACON : **2** FR. **25**

CAPSULES DU Dr CLAUDE

A L'HUILE DE FOIE DE MORUE ÉPURÉE

Ces nouvelles Capsules sont faciles à prendre et très-
solubles dans l'estomac. Elles sont ordonnées à tous
ceux qui ont une répugnance invincible pour la saveur
de l'Huile de Foie de Morue pure.

Pharmacie COUREN

38, *rue Notre-Dame-de-Nazareth, Paris*

PRIX DU FLACON : **2** FR. **25**

Paris. — Typ. et Lith. de T. JEUNET, 6, rue Saint-Spire.

9 782014 073805